AF378836

Ángeles, Astrología y Flores de Bach

Purificación Lozano

Editorial ⊙ Creación

Si este libro le ha gustado y desea más información sobre nuestras publicaciones, puede consultar nuestra web: www.editorialcreacion.es, donde encontrará amplia información actualizada y podrá descargarse nuestro catálogo, el índice y un extracto de todos nuestros títulos

Temática: Flores de Bach, Astrología, Ángeles, Plantas Medicinales, Salud, Medicina Natural, Autoayuda

© Purificación Lozano
© Editorial Creación
Tel.: 91 890 47 33
https://www.editorialcreacion.es
http://editorialcreacion.blogspot.com/

Primera edición: junio de 2019

ISBN: 978-84-15676-84-3
Maquetación: Mejiel

Printed in Spain

Contenido

INTRODUCCIÓN

En el momento de nacer, el mapa de los cielos constituye lo que se denomina nuestra carta astral. Se trata de una fotografía de la posición de los astros y los planetas cuya energía nos influirá, inclinándonos hacia determinados pensamientos, sentimientos y actos durante toda nuestra vida. Esta energía se mezcla con la

de los ángeles que se ocupan del signo del Zodiaco de nuestro nacimiento; y conocer de cuál se trata es primordial para trabajar adecuadamente con ella.

El presente libro nos da a conocer las pinceladas generales de dicha energía, sobre todo en el caso de los signos del Zodiaco y los distintos ángeles domiciliados en ellos, para que sepamos reconocerla cuando se ponga a nuestra disposición en los asuntos cotidianos y, así, disponer de una guía y ayuda de inapreciable valor. El ángel de más influencia en cada signo será aquel que coincida con la fecha del nacimiento de la persona.

Hemos querido también dar a conocer aquí las diferentes flores de Bach que le irán bien a cada signo del Zodiaco para recuperar el equilibrio espiritual, mental y físico.

El estudio de los tres: ángeles, astrología y flores de Bach, ayudará al estudiante a conocerse mejor y, en todo caso, a saber por qué le ocurren determinadas cosas negativas, dándole las herramientas necesarias en cada momento para poder transformarlas..

NOTAS ACLARATORIAS

En el apartado de Ángeles/Virtudes y Defectos queremos destacar los siguiente:

La virtud es la esencia que nos otorga nuestro ángel; por tanto, siempre es positiva. El defecto proviene del ángel de abajo por negarnos a trabajar con la esencia que nos proporciona el de arriba. Esta última energía es negativa y se debe superar, hasta conseguir trabajar solo con la virtud o energía positiva, es decir, con la que proviene de nuestros ángeles.

De la misma forma debemos trabajar con lo negativo de los Signos del Zodiaco y las Flores de Bach.

SÍMBOLOS:

+ = POSITIVO

- = NEGATIVO

ARIES

ÁNGELES

1 VEUHIAH: Dios elevado y exaltado por encima de todas las cosas.

Jerarquía: Serafines. Esencia: Voluntad.

Fecha de regencia: del 21 al 25 de marzo. Exactamente de 0º a 5º de Aries

Virtudes y Defectos:

+ Energía y fuerza de voluntad para poder transformar cualquier cosa.

− Turbulencia y cólera.

2 JELIEL: Dios compasivo. Jerarquía: Serafines. Esencia: Amor y Sabiduría.

Fecha de regencia: del 26 al 30 de marzo. Exactamente de 5º a 10º de Aries.

Virtudes y Defectos:

+ Amor y Sabiduría para restablecer el equilibrio entre enfrentamientos.

- Ataques injustos.

3 SITAEL: Dios, la esperanza de todas las criaturas de la Tierra. Jerarquía: Serafines. Esencia: Voluntad constructora.

Fecha de regencia: del 31 de marzo al 4 de abril. Exactamente de 10º a 15º de Aries.

Virtudes y Defectos:

+ Permite construir de acuerdo al Orden Cósmico. Protege de las fuerzas del mal.

- Hipocresía, ingratitud y perjurio.

4 ELEMIAH: Dios oculto. Jerarquía: Serafines. Esencia: Poder divino.

Fecha de regencia: del 5 al 9 de abril. Exactamente de 15º a 20º de Aries.

Virtudes y Defectos:

+ Construye en la Tierra el Mundo Divino y da paz y calma sentimental.

− Descubrimientos peligrosos y obstáculos en las empresas.

5 MAHASIAH: Dios salvador. Jerarquía: Serafines. Esencia: Capacidad para rectificar.

Fecha de regencia: del 10 al 15 de abril. Exactamente de 20º a 25º de Aries.

Virtudes y Defectos:

+ Capacidad para rectificar incluso antes de cometer el error.

− Libertinaje, ignorancia y malas cualidades.

6 LELAHEL: Dios loable. Jerarquía: Serafines. Esencia: Luz, Entendimiento, Conciencia.

Fecha de regencia: del 15 al 20 de abril. Exactamente de 25º a 30º de Aries.

Virtudes y Defectos:

+ Entendimiento que permite comprender todas las cosas.

− Tentación para enriquecerse de manera ilícita.

ASTROLOGÍA

ALEGORÍA

...Y era de mañana cuando Dios se puso ante sus doce hijos e implantó en cada uno de ellos la semilla de la vida humana. Cada hijo, uno a uno, dio un paso hacia adelante para recibir el don que se le había destinado.

«Tú, Aries, eres el primero en recibir la semilla para que recaiga en ti el honor de poder plantarla. Que cada semilla que plantes se convierta en un millón en tus manos. No tendrás tiempo de ver cómo crece la semilla, porque todo lo que plantes crecerá nuevamente, y también deberá ser plantado. Serás el primero en penetrar la tierra de la mente humana con Mi Idea. Pero no te incumbe el nutrir la Idea ni tampoco el cuestionarla. Tu vida es la acción y la única acción que te impongo es la de que el hombre empiece a ser consciente de Mi Creación. Para que trabajes eficazmente, te doy la virtud de la AUTOESTIMA.

Y Aries volvió lentamente a su sitio.

CARÁCTER

Aries es el primero de los signos de Fuego y, como tal, la fuente primordial del designio divino. En Aries tienen lugar todos los comienzos. Por tanto, será el iniciador de cualquier disciplina, el líder nato, el que está en el comienzo de cualquier empresa, grupo social, etc.

Tiene una enorme fuerza de voluntad y no se detiene ante nada. Es el que va a la cabeza de cualquier grupo, el abanderado al cual todo el mundo sigue de forma natural, pues tiene un proyecto espiritual que plantar en el mundo y, por eso, su tendencia natural es abrir puertas, iniciar caminos...

Aries está conectado a la divinidad de una forma directa y recibe intuiciones. Se dirige hacia un lugar concreto, aunque puede que él mismo no llegue a verlo nunca, pues no es su cometido terminar las cosas, sino solamente ser el iniciador. Ya vendrán otros que llevarán la obra que él comenzó a su feliz término.

CUALIDADES A DESARROLLAR

Ambición, coraje, confianza en sí mismo, voluntad, energía en los comienzos, entusiasta, valiente, independiente, dinámico.

DEFECTOS A SUPERAR

Impulsividad, impaciencia, egoísmo, agresividad, mal carácter, imprudencia, dominancia, arrogancia, brusquedad, intolerancia.

FLORES DE BACH

CHERRY PLUM: ayuda a normalizar, equilibrar o liberar la agresividad y restablece el control de una situación desbordada.

CHESTNUT BUD: para encontrar la vía adecuada y aprender la iniciativa e independencia.

IMPATIENS: es su flor por excelencia: evita la precipitación, la fuerte tensión mental y los nervios, la hiperactividad, el enfado. Desarrolla la paciencia y el relax. Se adapta al fluir de los tiempos.

HOLLY: evita los ataques de ira, tendencias destructivas, mal genio, rabia… Tranquiliza y relaja la musculatura. Cede espacio y su derecho a los demás.

LARCH: para tener más arrojo y confianza en sí mismo. Es la flor de la autoestima.

MIMULUS: proporciona confianza, seguridad, valor.

VERVAIN: controla los impulsos involuntarios, un exceso de voluntad. Relaja y calma la presión nerviosa.

TAURO

ÁNGELES

7 ACHAIAH: Dios bueno y paciente. Jerarquía: Serafines. Esencia: Paciencia.

Fecha de regencia: del 21 al 25 de abril. Exactamente de 0º a 5º de Tauro.

Virtudes y Defectos:

+ Paciencia para descubrir lo que hay detrás de las cosas o problemas.

– Pereza, negligencia y despreocupación.

8 CAHETEL: Dios adorable. Jerarquía: Serafines. Esencia: Bendición de Dios.

Fecha de regencia: del 25 al 30 de abril. Exactamente de 5º a 10º de Tauro.

Virtudes y Defectos:

+ Bendición de Dios y buenas cosechas.

- Tentación de blasfemar contra Dios y actuar en Su contra.

9 HAZIEL: Dios de misericordia. Jerarquía: Querubines. Esencia: Misericordia de Dios. Fecha de regencia: del 1 al 5 de mayo. Exactamente de 10º a 15º de Tauro

Virtudes y Defectos:

+ Misericordia, favor de los poderosos y reconciliación.

- Odio, hipocresía y engaño.

10 ALADIAH: Dios propicio. Jerarquía: Querubines. Esencia: Gracia divina.

Fecha de regencia: del 6 al 11 de mayo. Exactamente de 15º a 20º de Tauro.

Virtudes y Defectos:

+ Gracia divina, buena salud y perdón: borra las deudas contraídas.

—Negligencia debido a la culpa, desinterés, enfermedad.

11 LAUVIAH: Dios loado y exaltado. Jerarquía: Querubines. Esencia: Victoria.

Fecha de regencia: del 12 al 16 de mayo. Exactamente de 20º a 25º de Tauro.

Virtudes y Defectos:

+Victoria en todos los problemas cotidianos.

– Ambición, celos, orgullo, calumnias.

12 HAHAIAH: Dios refugio. Jerarquía: Querubines. Esencia: Refugio.

Fecha de regencia: del 17 al 21 de mayo. Exactamente de 25º a 30º de Tauro.

Virtudes y Defectos:

+Energía y fuerza para solucionar conflictos.

—Abusos de confianza, indiscreción y mentiras.

ASTROLOGÍA

ALEGORÍA

«A ti, Tauro, te doy el poder de conseguir que crezca la semilla. Tu tarea es grande y requiere paciencia, porque debes terminar todo aquello que está comenzado, de lo contrario las semillas se las llevaría el viento. No debes preguntar nada, tampoco podrás cambiar de parecer mientras trabajes, ni confiar a los demás aquello que Yo te pido que realices. Por eso te doy el don de la FUERZA. Empléala con sabiduría».

Y Tauro volvió a su sitio.

CARÁCTER

Tauro es el segundo signo de Tierra, que representa el tiempo de arraigo de la semilla plantada en la etapa de Capricornio.

El Tauro suele ser leal, estable, conservador y práctico. También es paciente, y cariñoso. Pero también puede estallar de forma violenta cuando se abusa de su paciencia y ve su vaso colmado. Es afectivo con las personas, las cosas y los sitios. Le gusta el hogar.

No le gustan los cambios. Es una persona entregada en la que se puede confiar.

Tauro está regido por Venus, el planeta del amor. Por tanto, el nativo de este signo tiene una predisposición bondadosa y amistosa. Le gusta que todos los aspectos de la vida fluyan a un ritmo tranquilo y constante, en armonía, sin grandes sobresaltos o altibajos. Aprecia la belleza en todos los aspectos de la Creación y puede pasarse mucho tiempo contemplándola.

CUALIDADES A DESARROLLAR

Perseverancia, paciencia, prudencia, tranquilidad, estabilidad, práctica, arte y belleza, lealtad, conservador, confianza.

DEFECTOS A SUPERAR

Obstinación, pereza, negligencia, materialismo, terquedad, brusquedad, celos, desenfreno, lentitud, avaricia.

FLORES DE BACH

CHESTNUT BUB: apertura a nuevas ideas y experiencias. Mejora el aprendizaje, la atención y la memoria. En general, para aprovechar, al máximo, las experiencias de la vida.

CHICORY: cambia de actitud, deja de ser posesivo y suelta, para que el otro sea él mismo. El auténtico amor maternal que da espacio a los demás.

GENTIAN: desengancha de los estados negativos y conecta con el Ser divino y creador.

HOLLY: evita los estallidos de ira, rabia, cuando cambian las expectativas o está bajo presión. Ayuda a sacar lo mejor, aún en las peores circunstancias.

WALNUT: favorece los cambios, el movimiento y salir de la inercia. Protege de influencias externas adversas.

WILD ROSE: despierta de un letargo de resignación, apatía, abulia. Motiva e ilusiona para alcanzar la meta, cuando faltan pocos pasos para llegar.

GÉMINIS

ÁNGELES

13 IEZALEL: Dios glorificado sobre todas las cosas. Jerarquía: Querubines. Esencia: Fidelidad.

Fecha de regencia: del 22 al 26 de mayo. Exactamente de 0º a 5º de Géminis.

Virtudes y Defectos:

+ Éxito para escritores, artistas. Buena oratoria, percepción, ingenio.

− Ignorancia, error, mentiras.

14 MEBAHEL: Dios conservador. Jerarquía: Querubines. Esencia: Verdad, Libertad y Justicia.

Fecha de regencia: del 27 al 31 de mayo. Exactamente de 5º a 10º de Géminis.

Virtudes y Defectos:

+Justicia, Verdad y Libertad: victoria frente al enemigo.

−Calumnias, falsos testimonios y pleitos.

15 HARIEL: Dios Creador. Jerarquía: Querubines. Esencia: Purificación.

Fecha de regencia: del 1 al 6 de junio. Exactamente de 10º a 15º de Géminis.

Virtudes y Defectos:

+Conocimiento de artes y ciencias. Descubrimientos. Autoprotección.

−Disputas y falsas creencias: lo falso parecerá verdadero.

16 HAKAMIAH: Dios que erige el Universo. Jerarquía: Querubines. Esencia: Lealtad.

Fecha de regencia: del 7 al 11 de junio. Exactamente de 15º a 20º de Géminis.

Virtudes y Defectos:

+ Lealtad, gloria, renombre, riquezas, honor, protección.

– Rebeldía sediciosa y traiciones.

17 LAUVIAH: Dios admirable. Jerarquía: Tronos. Esencia: Revelación.

Fecha de regencia: del 12 al 16 de junio. Exactamente de 20º a 25º de Géminis.

Virtudes y Defectos:

+ Paz de espíritu y sueño reparador. Descubrimientos e inventos maravillosos.

– Ateísmo, falsa filosofía y ataque a los dogmas espirituales.

18 CALIEL: Dios pronto a socorrer. Jerarquía: Tronos. Esencia: Justicia.

Fecha de regencia: del 17 al 21 de junio. Exactamente de 25º a 30º de Géminis.

Virtudes y Defectos:

+Ayuda, Verdad y triunfo del inocente. Conocimiento de hierbas y piedras preciosas.

-Ser vil y rastrero, abogado sin escrúpulos. Riqueza a costa de los demás.

ASTROLOGÍA

ALEGORÍA

«A ti, GÉMINIS, te doy las preguntas sin respuestas, para que aportes a todos una compresión de aquello que ven en su entorno. Nunca sabrás por qué los hombres hablan o escuchan, pero en tu búsqueda de respuesta, encontrarás mi don, el CONOCIMIENTO»

Y Géminis volvió a su sitio.

CARÁCTER

Géminis es el tercer signo de Aire, el que exterioriza las ideas y pensamientos. Se encarga de la exteriorización del contenido mental, es decir, pone las ideas al servicio de los demás.

Es muy comunicativo, maneja la palabra con especial soltura, y suele hacerlo tan bien que, más que convencer, encandila a su interlocutor. Aprovechará cualquier medio para hacerlo: por escrito, a través de conferencias, en conversaciones, en internet... Le gusta tanto hablar y comunicar que, a veces, hay que pararle y hacerle ver que no está dejando hablar a los demás.

Las nuevas tecnologías parecen estar hechas para él. El ordenador le proporcionará las herramientas para estar comunicado con todo el mundo, a través de internet y las redes sociales, cosa que le encanta.

CUALIDADES A DESARROLLAR

Sociedad, elocuencia, alegría, vivacidad, curiosidad, flexibilidad, independencia, dinamismo, facilidad de palabra, entusiasmo.

DEFECTOS A SUPERAR

Inconstancia, verborrea, nerviosismo, tendencia a la mentira, superficialidad, irritabilidad, intolerancia, envidia, brusquedad, violencia.

FLORES DE BACH

CERATO: para confiar en su propia intuición y vivir más lo emocional que lo mental. Transforma la superficialidad en profundidad.

CHESTNUT BUD: para aprender que nadie es completo.

IMPATIENS: ayuda a calmarse y relajarse, evitando ataques de enfado.

MIMULUS: calma un exceso de emotividad y nervios hipersensibles, dando fortaleza mental y fuerza.

SCLERANTHUS: proporciona decisión ante dos opciones, caminos. Integra los opuestos, dualidades. Acepta que la vida es una manifestación continua de aspectos opuestos que pueden variar a cada momento.

WALNUT: le ayuda a adaptarse a los cambios.

WATER VIOLET: para relacionarse con distintas personas de distintas formas.

WHITE CHESTNUT: calma la agitación mental y las ideas repetitivas, abriendo la mente a otras op-

ciones o relajando las ideas, dando paso a la intuición.

WILD OAT: le ayuda a encontrar su misión de
entre varias opciones. Encuentra la verdadera vocación.

CÁNCER

ÁNGELES

19 LEUVIAH: Dios que atiende a los pecadores. Jerarquía: Tronos. Esencia: Inteligencia expansiva y fructificante.

Fecha de regencia: del 22 al 27 de junio. Exactamente de 0º a 5º de Cáncer.

Virtudes y Defectos:

+Amabilidad, jovialidad, ayuda en la adversidad, buena memoria, inteligencia.

−Penas, pérdidas, desenfreno, desespero, mortificaciones.

20 PAHALIAH: Dios redentor. Jerarquía: Tronos. Esencia: Redención.

Fecha de regencia: del 28 de junio al 2 de julio. Exactamente de 5º a 10º de Cáncer.

Virtudes y Defectos:

+ Descubrimiento de las leyes cósmicas, vocación religiosa y espiritual.

− Apostasía, libertinaje, irreligión, renegar de lo que sostiene el Universo.

21 NELCHAEL: Dios solo y único. Jerarquía: Tronos. Esencia: Afán de aprender.

Fecha de regencia: del 3 al 7 de julio. Exactamente de 10º a 15º de Cáncer.

Virtudes y Defectos:

+ Afán por aprender ciencias ocultas y abstractas, hermetismo, astrología.

− Mal genio, ignorancia, error, rechazo del aprendizaje.

22 LEIAIEL: Derecha de Dios. Jerarquía: Tronos. Esencia: Renombre, éxito y fortuna.

Fecha de regencia: del 8 al 12 de julio. Exactamente de 15º a 20º de Cáncer.

Virtudes y Defectos:

+Respeto, fortuna, renombre y fama. Favorece el comercio y las ideas liberales.

−Accidentes, piratas, ladrones, personas esclavizadas.

23 MELAHEL: Dios que libera de los males. Jerarquía: Tronos. Esencia: Capacidad curadora.

Fecha de regencia: del 13 al 18 de julio. Exactamente de 20º a 25º de Cáncer.

Virtudes y Defectos:

+Protege contra atentados. Curación con plantas medicinales, fertilidad en los campos.

−Contagios, infecciones, enfermedades y contaminación en los campos.

24 HAEUHIAH: Dios bueno por sí mismo. Jerarquía: Tronos. Esencia: Protección.

Fecha de regencia: del 19 al 23 de julio. Exactamente de 25º a 30º de Cáncer.

Virtudes y Defectos:

+ Ayuda a los prisioneros, exiliados y fugitivos a obtener el perdón y la liberación.

- Vivir por medios ilícitos, delincuencia, violencia.

ASTROLOGÍA

ALEGORÍA «A ti, CÁNCER, te doy la tarea de enseña los hombres lo que son las emociones. Mi Idea es que les hagas reír y llorar, para que aquello que vean y piensen les ayude a desarrollar la plenitud interior. Por eso te entrego el don de LA FAMILIA, para que tu plenitud pueda multiplicarse.

Y Cáncer volvió a su sitio.

CARÁCTER

Cáncer es el primer signo de Agua, elemento que se asocia con los sentimientos. En el Zodiaco se sitúa en la casa IV, que representa el hogar, la madre, el fundamento. Por tanto, será un signo que ama el hogar y la maternidad por encima de otras cosas. Le encanta ser el centro de la familia y disfruta ejerciendo de madre con los demás, no importa el género. Allí donde haya un cáncer tendremos al que vela por los demás y los cuida como lo haría una verdadera madre.

Es muy emotivo y receptivo, hasta tal punto, que hay que mirar muy bien lo que se le dice, ya que se suele sentir herido con mucha facilidad. Esto le ocurre porque está viviendo la experiencia del sentimiento puro. Por eso los que están a su alrededor tienen que tener cuidado con lo que hacen o dicen a un Cáncer y tener en cuenta que cualquier cosa es por él vivida con más intensidad sentimental de lo normal, aunque externamente no dé esa impresión.

CUALIDADES A DESARROLLAR

Amor, pacifismo, imaginación, intuición, sensibilidad, emoción, receptividad, sentimiento maternal, psiquismo, compasión.

DEFECTOS A SUPERAR

Timidez, imaginación negativa, tendencias lunáticas, exceso de sensibilidad, celos, intolerante, arrogante, sarcástico, vengativo, temperamental.

FLORES DE BACH

AGRIMONY: encuentra la válvula para expresar toda la tensión y ansiedad acumulada, de una forma equilibrada.

ASPEN: vence los miedos por esa intuición o conexión con los mundos invisibles. Da valor frente a lo desconocido así como protección astral.

CHICORY: le ayuda a dejar el pasado o el hogar paterno, para comenzar su propia vida. Se abre con mayor amplitud a los demás.

GENTIAN: Evita la dependencia hacia el pesimismo y la negatividad, abriendo nuevas perspectivas luminosas.

HOLLY: calma los celos posesivos.

HONEYSUCKLE: es la flor estrella de Cáncer pues es un signo que tiende a instalarse en el pasado, procurándole vivir realmente el AQUÍ/AHORA.

MIMULUS: aporta valor en el avance y ayuda a desconectar los lazos simbióticos.

RED CHESTNUT: proporciona calma, independencia y confianza, pues tiende a la pertenencia familiar. Ayuda a cuidarse de sí mismo, además, como forma de ayudar a los demás. Transforma los miedos, por el bienestar de los seres queridos, en auténtico amor.

LEO

ÁNGELES

-25 NITHHAIAH: Dios que da la sabiduría. Jerarquía: Dominaciones. Esencia: Sabiduría.

Fecha de regencia: del 24 al 28 de julio. Exactamente de 0º a 5º de Leo

Virtudes y Defectos:

+Sabiduría, descubrir la verdad en los misterios ocultos. Mago blanco.

- Conocimientos y poderes para uso propio. Sortilegios. Mago negro.

26 HAAIAH: Dios oculto. Jerarquía: Dominaciones. Esencia: Ciencia política.

Fecha de regencia: del 29 de julio al 2 de agosto. Exactamente de 5º a 10º de Leo

Virtudes y Defectos:

+ Protección en la búsqueda de la verdad. Abogados y jueces favorables.

– Ambición desmesurada que atraerá enemigos y traidores.

27 YERATEL: Dios que castiga a los malhechores. Jerarquía: Dominaciones.

Esencia: Propagación de la Luz, la Civilización y la Libertad.

Fecha de regencia: del 3 al 7 de agosto. Exactamente de 10º a 15º de Leo.

Virtudes y Defectos:

+ Propagador de la Luz, la Civilización y la Libertad. Liberación de enemigos.

– Ignorancia, intolerancia, fanatismo, esclavitud, calumnias.

28 SEHEIAH: Dios que sana a los enfermos. Jerarquía: Dominaciones. Esencia: Longevidad.

Fecha de regencia: del 8 al 13 de agosto. Exactamente de 15° a 20° de Leo.

Virtudes y Defectos:

+ Buena salud y larga vida, prudencia, buen juicio, discreción, protección providencial.

− Catástrofes, ruinas, enfermedades, incendios.

29 REIYEL: Dios dispuesto a socorrer. Jerarquía: Dominaciones. Esencia: Liberación.

Fecha de regencia: del 14 al 18 de agosto. Exactamente de 20° a 25° de Leo.

Virtudes y Defectos:

+ Liberación de enemigos, sabiduría por la meditación, propagación de la Verdad.

− Impiedad, encantos, sortilegio, ateísmo.

30 OMAEL: Dios paciente. Jerarquía: Dominaciones. Esencia: Multiplicación.

Fecha de regencia: del 19 al 23 de agosto. Exactamente de 25º a 30º de Leo

Virtudes y Defectos:

+ Paciencia, amor por los animales, fecundidad, cosechas abundantes.

− Oposición a la propagación de los seres vivos. Aborto, sacrificio innecesario de animales.

ASTROLOGÍA

ALEGORÍA

«A ti, LEO, te doy la tarea de mostrar Mi Creación al mundo, con todo su esplendor. Pero tienes que protegerte del orgullo y recordar siempre que es Mi Creación y no la tuya. Porque, si lo olvidas, los hombres te despreciarán. Hay mucha alegría en el trabajo que te doy, si lo haces bien. Por eso tendrás el don de el HONOR».

Y Leo volvió a su sitio.

CARÁCTER

Leo es el corazón del Zodiaco. Expresa la alegría de vivir, la ambición, el orgullo y la elevación. Los leo son nobles optimistas, generosos, sinceros, fieles, honestos y tienen capacidad para el liderazgo. Tienen un carácter creativo y una necesidad de expresar todo su potencial interno a través de cualquier medio a su alcance, ya sea como artista, escritor, empresario, etc.

En todo momento necesitan expresarse a sí mismos, brillar, derramar energía a su alrededor.

Tienen fama de proteger con celo a quienes los rodean, en especial a los niños y a los débiles. Cualquier persona que tenga un Leo cerca sentirá una seguridad especial y nunca tendrá la sensación de estar desprotegida.

CUALIDADES A DESARROLLAR

Nobleza, optimismo, generosidad, sinceridad, fidelidad, confianza, honestidad, liderazgo, creatividad, romanticismo.

DEFECTOS A SUPERAR

Orgullo, soberbia, irritabilidad, tiranía, vanidad, infantil, jactancia, pretencioso, miedo al ridículo, autócrata.

FLORES DE BACH

LARCH: contra la falta de autoestima, inseguridad, timidez e introversión.

HEATHER: sabe que es excepcional y diferente, sin necesidad de aprobación, dando todo lo que lleva dentro, con generosidad altruista.

HOLLY: regula las intensas emociones y cura el posible sentimiento de abandono.

ROCK ROSE: da valor y calma en momentos críticos, aportando equilibrio, seguridad y templanza.

STAR OF BETHLEHEM: calma los traumas presentes y pasados, incluso los inconscientes, aportando paz y tranquilidad. Muy interesante para la hipertensión.

VERVAIN: suaviza la tendencia obcecada de persistir en objetivos infructuosos, por más altruistas que sean y que tanto desgastan.

VINE: evita arranques intempestivos y el deseo de tener siempre la razón. También ayuda a equilibrar el complejo de inferioridad que esconde tras esta máscara.

WATER VIOLET: les predispone a relacionarse con todo tipo de personas, evitando ese cierto ostracismo que les acompaña.

WILD OAT: se le presenta claramente el camino a seguir, pues es muy capaz de seguir varias tendencias, con riesgo de desorientación y excesivo desgaste de energía.

VIRGO

ÁNGELES

31 LECABEL: Dios que inspira. Jerarquía: Dominaciones. Esencia: Talento resolutivo.

Fecha de regencia: del 24 al 28 de agosto. Exactamente de 0º a 5º de Virgo

Virtudes y Defectos:

Abundantes cosechas, gusto por la astronomía, matemáticas y geometría.

–Avaricia, usura, tentación de enriquecerse por medios ilícitos.

32 VASARIAH: Dios justo. Jerarquía: Dominaciones. Esencia: Justicia clemente.

Fecha de regencia: del 29 de agosto al 2 de septiembre. Exactamente de 5º a 10º de Virgo.

Virtudes y Defectos:

+Abogados y jueces justos. Amabilidad, modestia, nobleza, espiritualidad.

-Enfermedades y malformaciones físicas. Ladrones y delincuentes.

33 YEUHIAH: Dios que conoce todas las cosas. Jerarquía: Potencias. Esencia: Subordinación.

Fecha de regencia: del 3 al 8 de septiembre. Exactamente de 10º a 15º de Virgo.

Virtudes y Defectos:

+Éxito en los exámenes. Permite ver el pasado, presente y futuro.

-Tentación de rebelarse y combatir los poderes legítimos. Insubordinación, traición.

34 LEHAHIAH: Dios clemente. Jerarquía: Potencias. Esencia: Obediencia.

Fecha de regencia: del 9 al 13 de septiembre. Exactamente de 15º a 20º de Virgo

Virtudes y Defectos:

+ Paz y armonía, la comprensión de las leyes de la naturaleza.

- Discordia, pelea y ruina. Disputas, guerras. Vendavales y tormentas.

35 CHAVAKIAH: Dios que da la alegría. Jerarquía: Potencias. Esencia: Reconciliación.

Fecha de regencia: del 14 al 18 de septiembre. Exactamente de 20º a 25º de Virgo

Virtudes y Defectos:

+ Reconciliación. Vivir en paz y armonía. Buen reparto en las herencias.

- Discordia, desarmonía, discusiones, repartos injustos y ruinosos.

36 MENADEL: Dios adorable. Jerarquía: Potencias. Esencia: Trabajo.

Fecha de regencia: del 19 al 23 de septiembre. Exactamente de 25º a 30º de Virgo.

Virtudes y Defectos:

+ Conserva el empleo. Los presos salen de prisión y los exiliados vuelven a la patria.

– Huida al extranjero, prisiones, hábitos viciosos. Calumnias.

ASTROLOGÍA

ALEGORÍA

«A ti, VIRGO, te pido que examines todo aquello que ha hecho el hombre con Mi Creación. Escrutarás con agudeza sus caminos y les recordarás sus errores, para que Mi Creación pueda perfeccionarse a través de ti. Para que lo cumplas te concedo el don de la PUREZA DE PENSAMIENTO».

Y Virgo se retiró a su lugar.

CARÁCTER

Virgo da un carácter serio, concienzudo, analítico, reservado, modesto, metódico y ordenado.

En los trabajos difíciles Virgo se comporta como si todo le resultara fácil, pues es flexible y buen organizador. Le importa más hacer muy bien su trabajo que recibir elogios, por lo que suele ser modesto.

Es de naturaleza inquisitiva y siempre está buscando la manera de mejorar social y económicamente. Es versátil, ingenioso y estudioso, amigo del trabajo, del estudio y de la ciencia.

En la rueda astrológica se sitúa en la casa VI, que tiene relación con el trabajo, los servicios, los animales domésticos, la salud y la enfermedad. Por tanto, estos temas tendrán un alto interés en su vida.

CUALIDADES A DESARROLLAR

Analítica, discernimiento, modestia, espíritu práctico, adaptabilidad, ciencia, investigación, trabajador, metódico, humanidad.

DEFECTOS A SUPERAR

Timidez, crítica negativa, melancolía, egoísmo, materialismo, tacañería, apego, pedantería, descuido, mezquindad.

FLORES DE BACH

CRAB APPLE: para evitar una cierta vergüenza o el no sentirse lo suficientemente limpio. Da más importancia a las virtudes que a los defectos. Les anima en el trabajo hacia la perfección. Es la flor que mejor le representa.

IMPATIENS: permite moverse paso a paso, de manera progresiva, ordenada y meticulosa, adaptándose mejor a los demás y desarrollando la paciencia.

LARCH: se desprende de una falsa humildad, dándole más confianza en sí mismo.

MIMULUS: evita la timidez y nerviosismo que les caracteriza, dándole fuerza y valor ante las difíciles experiencias de la vida.

PINE: se permite disfrutar de las buenas ocasiones, perdonándose y abriéndose al merecimiento de lo mejor. Se relaja con un trabajo obligatorio y de auto tiranía.

VINE: para ser un maestro paciente y comprensivo. Evita el complejo de inferioridad que enmascara con un aire de superioridad. Para no imponer tanto orden y perfección en los demás.

WALNUT: protege de las influencias externas y de relaciones perjudiciales. Aporta más identidad propia.

WILLOW: aceptan los envites de la vida con más fortaleza, calma y comprensión.

LIBRA

ÁNGELES

37. ANIEL: Dios de las virtudes. Jerarquía: Potencias. Esencia: Liberación, romper el Cerco.

Fecha de regencia: del 24 al 28 de septiembre. Exactamente de 0º a 5º de Libra.

Virtudes y Defectos:

+Victoria, inspiración y talento en ciencias y artes. Revela los secretos de la naturaleza.

−Cristalización. Engaño, perversión del orden natural. Charlatanes y embaucadores.

38 HAAMIAH: Dios, la esperanza de todos los hijos de la Tierra. Jerarquía: Potencias. Esencia: Sentido ritual y ceremonial.

Fecha de regencia: del 29 de septiembre al 3 de octubre. Exactamente de 5º a 10º de Libra

Virtudes y Defectos:

+ Encontrar el camino y el sentido de la vida. Protección a los buscadores de la Verdad.

− Mentirosos, ateos, ignorantes. Espíritus primitivos e infernales. Animales feroces.

39 REHAEL: Dios que recibe a los pecadores. Jerarquía: Potencias. Esencia: Sumisión filial.

Fecha de regencia: del 4 al 8 de octubre. Exactamente de 10º a 15º de Libra.

Virtudes y Defectos:

+ Longevidad. Amor paterno/filial. Curación de enfermedades y misericordia de Dios.

− Desobediencia a los mayores y destrucción. Infanticidios y parricidios.

40 IEIAZEL: Dios que reúne. Jerarquía: Potencias. Esencia: Consuelo o Regocijo.

Fecha de regencia: del 9 al 13 de octubre. Exactamente de 15º a 20º de Libra.

Virtudes y Defectos:

+Liberación de cárceles y enemigos. Imprentas, librerías, escritores, artistas. Consolación.

−Depresión, victimismo, pensamientos sombríos. Abandono de las tareas sociales.

41 HAHAHEL: Dios en tres personas. Jerarquía: Virtudes. Esencia: Sacerdocio.

Fecha de regencia: del 14 al 18 de octubre. Exactamente de 20º a 25º de Libra.

Virtudes y Defectos:

+Fe en el mundo espiritual y en la divinidad. Grandeza de alma, poder de persuasión.

−Apostasía. Renegar de la divinidad y de todo lo espiritual y tratar de combatirlo.

42 MIKAEL: Virtud de Dios, Casa de Dios, Semejante a Dios. Jerarquía: Virtudes. Esencia: Orden político.

Fecha de regencia: del 19 al 23 de octubre. Exactamente de 25º a 30º de Libra.

Virtudes y Defectos:

+ Viajar con seguridad. Autoridad, diplomacia. Buenos presentimientos e intuiciones.

- Traición al sistema legítimo. Gobernantes no aptos con poder e influencias nefastas.

ASTROLOGÍA

ALEGORÍA

«A ti, LIBRA, te doy la misión del servicio, para que el hombre se acuerde de sus deberes hacia los demás. Para que aprenda a cooperar y reflejar en otra parte sus acciones. Te situaré allá donde exista discordia, y para tus esfuerzos te daré el don de EL AMOR».

Y Libra volvió a su lugar.

CARÁCTER

Es el primer signo de Aire, por lo que corresponde a la plantación del contenido mental. Los libra son buscadores del equilibrio, la unión y la paz; son justos y suelen proceder con equidad. Deben superar las dudas, las indecisiones y el desequilibrio que a veces les asalta. Debido a su relación con el planeta Venus (llamado como la antigua diosa romana de la belleza y el amor), los libra tienden a ser románticos y anhelan relacionarse.

Como Libra se sitúa en la casa 7 del horóscopo, que simboliza el matrimonio y las uniones de todo tipo, tiene una fuerte tendencia a la estabilidad conyugal y al matrimonio, así como a las uniones empresariales y de todo tipo. Están dispuestos a hacer cualquier cosa para mantener el bienestar de los que componen el núcleo familiar.

CUALIDADES A DESARROLLAR

Pacifismo, armonía, equilibrio, sociabilidad, prudencia, diplomacia, cooperación, persuasión, cualidades artísticas, justicia.

DEFECTOS A SUPERAR

Inconstancia, desarmonía, duda, indecisión, apatía, intriga, paz a cualquier precio, quejas, imprudencia, injusticia.

FLORES DE BACH

AGRIMONY, consigue una armonía interior, evitando una gran angustia y abriéndose a la comunicación con los demás. Permite la estabilidad frente a los conflictos.

CENTAURY: afronta las propias decisiones aunque no gusten a los demás. Permite relacionarse, siendo fiel a sí mismo.

CERATO: le da más confianza ante los demás, evitando depender del exterior.

CHICORY, comprende que cuanto más comparte, coopera y se complementa con los demás, tiene más energía.

GENTIAN: da constancia hasta conseguir las metas, optimismo y confianza. Evita los estados depresivos adictivos.

HEATHER: encuentra el equilibrio entre la dependencia de los demás y su ser interior. Desaparecen las dudas sobre si es valorado, lo aprecia sin hacer falta más reconocimiento.

SCLERANTHUS: la flor por excelencia, pues define claramente cuál es la mejor opción, de entre dos cuestiones. Muy buena para decidirse entre dos caminos distintos.

ESCORPIO

ÁNGELES

43 VEULIAH: Rey dominante. Jerarquía: Virtudes. Esencia: Prosperidad.

Fecha de regencia: del 24 al 28 de octubre. Exactamente de 0º a 5º de Escorpio.

Virtudes y Defectos:

+ Prosperidad en las empresas. Paz y armonía. Sanar heridas.

– Destrucción de empresas. Discordia, revoluciones. Destrucción de gobiernos legítimos.

44 IELAHIAH: Dios eterno. Jerarquía: Virtudes. Esencia: Talento militar.

Fecha de regencia: del 29 de octubre al 2 de noviembre. Exactamente de 5º a 10º de Escorpio

Virtudes y Defectos:

+Victoria. Empresas exitosas. Celebridad por la hazaña y el talento.

-Atentados, ladrones, delincuentes. Impulsos violentos.

45 SEALIAH: Motor de todas las cosas. Jerarquía: Virtudes. Esencia: Motor, Voluntad continadora.

Fecha de regencia: del 3 al 7 de noviembre. Exactamente de 10º a 15º de Escorpio.

Virtudes y Defectos:

+Triunfo de los humildes y decaídos. Vida y Salud. Aprendizaje. Equilibrio atmosférico.

-Temperaturas extremas. Orgullo y mala intención. Agresiones malvadas. Mal de ojo.

46 ARIAL: Dios revelador. Jerarquía: Virtudes. Esencia: Percepción Reveladora.

Fecha de regencia: del 8 al 12 de noviembre. Exactamente de 15º a 20º de Escorpio

Virtudes y Defectos:

+Capacidad profética. Espíritu fuerte y sutil. Discreción. Resolución de problemas.

–Tribulaciones de espíritu y conducta inconsecuente.

47 ASALIAH: Dios justo que indica la verdad. Jerarquía: Virtudes. Esencia: Contemplación.

Fecha de regencia: del 13 al 17 de noviembre. Exactamente de 20º a 25º de Escorpio.

Virtudes y Defectos:

+Justicia. Conocer la Verdad. Elevación de espíritu. Comprensión de las leyes universales.

–Inmoralidad, incitación al escándalo y la propagación de sistemas peligrosos.

48 MIHAEL: Dios padre compasivo. Jerarquía: Virtudes. Esencia: Generación.

Fecha de regencia: del 18 al 22 de noviembre. Exactamente de 25º a 30º de Escorpio.

Virtudes y Defectos:

+ Paz, armonía y amor entre esposos. Amistad, fidelidad, protección. Fecundidad.

− Celos, inconstancia y discordia. Esterilidad. Desequilibrio en la pareja. Desamor.

ASTROLOGÍA

ALEGORÍA

«A ti, ESCORPIO, te doy una tarea muy difícil. Poseerás la habilidad de conocer la mente humana, pero no te permitiré que hables de todo lo que sepas. Con frecuencia te sentirás triste por lo que verás y en tu dolor te alejarás de Mí, y te olvidarás de que no soy Yo, sino la perversión de lo que es Mi Idea lo que te produce este dolor. Verás en el hombre tantas cosas que acabará por parecerte un animal, y lucharás de tal forma con los instintos animales que hay en ti mismo que te desviarás del camino, pero cuando finalmente vuelvas a Mí, Escorpio, tengo para ti el don supremo de el PROPÓSITO».

Y Escorpio también se retiró.

CARÁCTER

Escorpio interioriza los sentimientos y las emociones. Es un signo poco expresivo pero de profundos sentimientos, que se puede inclinar tanto hacia el bien como hacia el mal. Es enérgico y siente atracción por explorar todo lo oculto, misterioso y secreto. Si utiliza su energía para hacer el bien, puede llegar a ser, por ejemplo, un gran médico o cirujano.

Tiene una gran fuerza y voluntad que exterioriza mediante el esfuerzo y el trabajo, haciendo cosas que quizá a otros les parezcan excesivas. Sin embargo, él no tendrá esa sensación, sino que lo verá como algo normal e, incluso, puede percibir a los que son más tranquilos como personas pusilánimes y faltos de energía.

CUALIDADES A DESARROLLAR

Energía, sentimientos profundos, aspiraciones sublimes, regeneración, transformación, investigación, ingenio, amor al prójimo, motivación, estudio de la ciencia.

DEFECTOS A SUPERAR

Celos, ira, pasión, temeridad, carácter vengativo, irritabilidad, odio, rencor, intolerancia, violencia.

FLORES DE BACH

AGRIMONY: libera de la angustia y tormentos internos, proporcionando calma, sosiego y una paz inconmensurable.

CHICORY: regula la intensidad afectiva en un excesivo control familiar. Evita el sentimiento de víctima y de chantaje emocional. Pierde el miedo a la presión psíquica, a un cierto castigo o culpa.

ELM: evita el miedo al fracaso, dando confianza para comenzar nuevas empresas o relaciones, en armonía y en su tiempo.

HOLLY: equilibra los sentimientos fuertes como, por ejemplo, la ira, odio, celos, agresividad, desconfianza…

OAK: permite trabajar y descansar en tiempos razonables, evitando el exceso de esfuerzo y de cansancio. Paradójicamente, aparece un cansancio "que querrá combatir", el cual no es más que la toma de conciencia del cansancio acumulado. Es el momento de ceder y proporcionar un buen descanso al cuerpo y al espíritu.

RED CHESTNUT, le ayuda a expresar su independencia y tomar decisiones en soledad, confiando en el bienestar de los demás.

ROCK ROSE, supera el pánico de vivir emociones desgarradoras. Proporciona calma y equilibrio en situaciones críticas o traumáticas.

STAR OF BETHLEHEM, acepta la crudeza de la vida y que la realidad incluye una parte oscura. Repara todos los traumas, aunque estén instalados largo tiempo en el subconsciente.

VERVAIN: encuentra el equilibrio interno, evitando las emociones exaltadas, hipertensión y un cierto complejo de "maldad".

VINE: acepta a los demás tal como son, evitando la tentación de transformarles "a su imagen y semejanza"

WALNUT, rompe el hechizo con lo oscuro y permite la abundancia, vitalidad y amplitud. También protege de influencias no aptas.

SAGITARIO

ÁNGELES

49 VEHUEL: Dios grande y superior. Jerarquía: Principados. Esencia: Elevación o grandeza.

Fecha de regencia: del 23 al 27 de noviembre. Exactamente de 0º a 5º de Sagitario.

Virtudes y Defectos:

+ Distinciones en la literatura, jurisprudencia y la diplomacia. Talento y virtud.

– Odio, egoísmo, hipocresía y malas acciones.

50 DANIEL: El Signo de las misericordias, el Ángel de las confesiones. Jerarquía: Principados. Esencia: Elocuencia.

Fecha de regencia: del 28 de noviembre al 2 de diciembre. Exactamente de 5º a 10º de Sagitario.

Virtudes y Defectos:

+Misericordia de Dios y consolación. Justicia y protección en los juicios.

-No gusta trabajar pero sí vivir por medios ilícitos o ajenos.

51   HAHASIAH: Dios oculto. Jerarquía: Principados. Esencia: Medicina universal o piedra filosofal.

Fecha de regencia: del 3 al 7 de diciembre. Exactamente de 10º a 15º de Sagitario.

Virtudes y Defectos:

+Eleva el alma. Vocación por ciencias abstractas. Curaciones maravillosas.

-Charlatanes que hacen bellas promesas y no cumplen. Abuso de la buena fe.

52 IMAMIAH: Dios elevado por encima de todas las cosas. Jerarquía: Principados. Esencia: Expiación de errores.

Fecha de regencia: del 8 al 12 de diciembre. Exactamente de 15º a 20º de Sagitario.

Virtudes y Defectos:

+Protección en viajes. Prisioneros obtienen libertad. Paciencia y coraje en las adversidades.

−Orgullo, blasfemia y tendencias pendencieras.

53 NANAEL: Dios que rebaja a los orgullosos. Jerarquía: Principados. Esencia: Comunicación espiritual.

Fecha de regencia: del 13 al 17 de diciembre. Exactamente de 20º a 25º de Sagitario.

Virtudes y Defectos:

+Ciencias abstractas, conocimientos trascendentes. Entender el lenguaje de los animales.

−Ignorancia, imprudencia, atropellos. Error, enfermedad.

54 NITHAEL: Rey de los cielos. Jerarquía: Principados. Esencia: Legitimidad sucesoria.

Fecha de regencia: del 18 al 22 de diciembre. Exactamente de 25º a 30º de Sagitario

Virtudes y Defectos:

+ Misericordia de Dios y larga vida. Conservación y protección de modo de vida y empleo.

− Atenta contra la autoridad establecida. Complot para hacer caer mandatos legítimos.

ASTROLOGÍA

ALEGORÍA

«SAGITARIO, a ti te pido que hagas reír al hombre, pues en medio de la mala comprensión de Mi Idea, a veces se llena de amargura. Mediante la risa darás esperanza a la humanidad, y a través de la esperanza harás que vuelvan sus ojos hacia Mí. Contactarás con muchas vidas, aunque sea por un momento, y conocerás la inquietud en todas las vidas con las que contactes. A ti, Sagitario, te doy el don de LA ABUNDANCIA INFINITA, para que las esparzas abundantemente y llegues a todos los oscuros rincones aportándoles luz».

Y Sagitario se volvió a situar en su lugar.

CARÁCTER

Sagitario está regido por Júpiter, el planeta más benéfico y positivo del Zodiaco. Por tanto, los nativos de este signo administran de una u otra forma las energías que se desprenden de él. Son optimistas, sociables, alegres y espirituales. Son amantes de la diversión y de naturaleza amistosa, filosófica e intelectual.

Sirven de modelo a seguir por su entusiasmo y su alegría de vivir, que contagian por doquier.

Quien está al lado de un Sagitario, nunca encuentra lugar para el aburrimiento y la negatividad, pues siempre tienen algo de qué hablar y de cualquier cosa sacan conversación.

Al estar representado por el centauro (mitad hombre y mitad caballo), existen en él dos naturalezas, una que, como hemos mencionado anteriormente apunta a las estrellas; y otra, al mundo material. Esto hace que pueda haber nativos de dos clases o que la misma persona se comporta de dos formas completamente distintas, dependiendo de la naturaleza que tenga más fuerza y domine en ese momento.

CUALIDADES A DESARROLLAR

Optimismo, alegría, sociabilidad, franqueza, espiritualidad, filantropía, filosofía, entusiasmo, intuición, comprensión.

DEFECTOS A SUPERAR

Imprudencia, inquietud, carácter variable, inconstancia, pesimismo, charlatanería, impaciencia, exageración, guía, desenfreno.

FLORES DE BACH

AGRIMONY, contacta con el dolor, la emoción y con todo lo que está pasando, sin negar la realidad y aceptar el fluir de la vida.

BEECH: favorece la flexibilidad, aceptación de las distintas formas y carácter ajenos y la tolerancia con los distintos.

CERATO, hace una síntesis de su vida y la transmite a los demás. Confía más en su intuición que en la opinión de los demás.

CLEMATIS: para poner los pies en la tierra y concretar ideas. Equilibra los sueños y la realidad.

ELM: mantiene el equilibrio y el dominio en momentos de mucha actividad. Aporta optimismo, seguridad y fuerza, cuando parezca que se hayan agotado. Relajación y equilibrio mental.

HEATHER: favorece la relación con los demás, comparte experiencias abriéndose a los demás con más facilidad, fortaleciendo su autovaloración.

VERVAIN, comparte sus ideales y su parte más gozosa, fundiéndose en el fluir de la vida, pues las grandes cosas son hechas tranquila y moderadamente. Da confianza en la vida con pensamientos positivos, visualizaciones, etc.

CAPRICORNIO

ÁNGELES

55 MEBAHIAH: Dios eterno. Jerarquía: Principados. Esencia: Lucidez intelectual.

Fecha de regencia: del 23 al 27 de diciembre. Exactamente de 0º a 5º de Capricornio.

Virtudes y Defectos:

+Consuelo, elevada moralidad. Descendencia. Propagación del bien.

−Mentira e inmoralidad: parece que la única verdad es la que viene de la materia.

56 POYEL: Dios que sostiene el Universo. Jerarquía: Principados. Esencia: Sostén, Fortuna, Talento y Modestia.

Fecha de regencia: del 28 al 31 de diciembre. Exactamente de 5º a 10º de Capricornio.

Virtudes y Defectos:

+Fama y fortuna debidos al talento. Filosofía, modestia, moderación. Buena fortuna.

+Ambición, orgullo y tentación para elevarse por medios ilícitos.

57 NEMAMIAH: Dios adorable. Jerarquía: Arcángeles. Esencia: Entendimiento, Discernimiento.

Fecha de regencia: del 1 al 5 de enero. Exactamente de 10º a 15º de Capricornio.

Virtudes y Defectos:

+Prosperidad. Prisioneros liberados. Grandeza de espíritu. Inventores.

−Cobardía, ataque a personas indefensas. Traición. Falta de discernimiento.

58 IEIALEL: Dios que satisface las generaciones. Jerarquía: Arcángeles. Esencia: Fortaleza mental.

Fecha de regencia: del 6 al 10 de enero. Exactamente de 15º a 20º de Capricornio.

Virtudes y Defectos:

+Curación de enfermedades. Combate la tristeza. Franqueza y bravura.

−Malvados, falsos testigos. Cólera. Enfermedad, tristeza, debilidad mental.

59 HARAHEL: Dios conocedor de todas las cosas. Jerarquía: Arcángeles. Esencia: Riqueza Intelectual.

Fecha de regencia: del 11 al 15 de enero. Exactamente de 20º a 25º de Capricornio.

Virtudes y Defectos:

+Distinción por el talento y la fortuna. Comerciantes, imprenta, editorial, librería.

−Quiebra, ruina, destrucción por incendios. Esterilidad e insumisión.

60 MITZRAEL: Dios que alivia a los oprimidos. Jerarquía: Arcángeles. Esencia: Reparación.

Fecha de regencia: del 16 al 20 de enero. Exactamente de 25º a 30º de Capricornio.

Virtudes y Defectos:

+Curación de enfermedades del cuerpo y de la mente. Buen humor y larga vida.

-Insubordinación. Lucha entre la mente y los deseos. Guerra interna constante.

ASTROLOGÍA

ALEGORÍA

«A ti, CAPRICORNIO, te pido el sudor de tu frente, para que puedas enseñar a los hombres a trabajar. Tu tarea no es sencilla, pues sentirás todos los trabajos de los demás encima de tus espaldas, pero como compensación a tus cargas pongo LA RESPONSABILIDAD del hombre en tus manos».

Y Capricornio volvió a su lugar.

CARÁCTER

En Capricornio empieza la etapa práctica de todos los ciclos anteriores, en los cuales se ha trabajado el Fuego (Aries, Leo y Sagitario), el Agua (Cáncer, Escorpio y Piscis) y el Aire (Libra, Acuario y Géminis). Ahora comienza el ciclo de Tierra, que es eminentemente práctico. Por eso utilizará todo lo aprendido anteriormente para aplicarlo en la realidad y ver si las teorías pueden llevarse a la práctica.

Será serio, disciplinado, sujeto a las leyes y organizativo. En su interacción con la sociedad nunca actuará a lo loco, sino que planificará cada una de las cosas que se propone alcanzar.

Hace constantes progresos en la vida y aspira a llega a lo más alto, aunque haya empezado desde lo más bajo y humilde. Camina con paso firme y regular hasta conseguir los objetivos que se ha propuesto.

CUALIDADES A DESARROLLAR

Responsabilidad, reflexión, perseverancia, diplomacia, paciencia, tacto, prudencia, seriedad, práctica, perfeccionismo.

DEFECTOS A SUPERAR

Pesimismo, melancolía, rencor, frialdad, crueldad, desconfianza, arrogancia, rigidez, carácter reservado, represión.

FLORES DE BACH

AGRIMONY, calma la ansiedad y le abre hacia los demás, en cada momento, pudiendo expresar mejor sus sentimientos.

BEECH, para salir de la rigidez y ser flexible con lo que surge en la vida. Evita la intolerancia, la crítica y la estrechez de miras. Evita somatizar las emociones.

CHERRY PLUM: equilibra entre el excesivo control y el total descontrol, le ayuda a ser más armónico y dejarse llevar por el fluir de la vida.

MUSTARD, para evitar estados melancólicos, depresivos y encontrar la luz entre la oscuridad.

PINE, se permite una benevolencia, merecimiento y perdón hacia sí mismo. Encuentra la paz interior.

OAK, le permite descansar después de un duro trabajo. Equilibrio en el esfuerzo y claridad en las metas. Visión de conjunto.

ROCK WATER, comprensión y flexibilidad, permitiéndose disfrutar y abrirse a la vida. Aumenta el sentido del humor y la sociabilidad. Relaja la mente.

VERVAIN: suaviza la pasión por causas generales o trabajos por el bien común. Ayuda a encajar mejor las derrotas, calma el excesivo entusiasmo.

VINE, evita el autoritarismo y rigidez de miras, permitiéndole ser más flexible con el entorno y así como escuchar las opiniones contrarias.

WATER VIOLET, se expresa emocionalmente, permitiéndole salir de la soledad y relacionarse profundamente, sin sentirse dependiente.

WILLOW, comprensión y perdón, aceptando la adversidad. Abandona la amargura en favor de un mejor crecimiento personal.

ACUARIO

ÁNGELES

61 UMABEL: Dios por encima de todas las cosas. Jerarquía: Arcángeles. Esencia: Afinidad, Amistad, Analogía.

Fecha de regencia: del 21 al 25 de enero. Exactamente de 0º a 5º de Acuario.

Virtudes y Defectos:

+Consuelo en las penas de Amor. Felicidad y alegría. Conseguir amistades.

−Libertinaje, error. Retorno a antiguos placeres y amistades ya caducas.

62 IAHHEL: Ser Supremo. Jerarquía: Arcángeles. Esencia: Afán de Saber.

Fecha de regencia: del 26 al 30 de enero. Exactamente de 5º a 10º de Acuario.

Virtudes y Defectos:

+ Afán de saber: sabiduría. Filósofos. Buen entendimiento entre cónyuges. Modestia.

– Escándalo, lujo, divorcio. Exceso, vicio, negocio espiritual.

63 ANAUEL: Dios infinitamente bueno. Jerarquía: Arcángeles. Esencia: Percepción de la Unidad.

Fecha de regencia: del 31 de enero al 4 de febrero. Exactamente de 10º a 15º de Acuario.

Virtudes y Defectos:

+ Buena salud y curación. Espíritu sutil e ingenioso. Difunde el mensaje crístico.

– Locura, prodigalidad, ruina debido al mal comportamiento. Despilfarro, derroche.

64 MEHIEL: Dios que vivifica todas las cosas. Jerarquía: Arcángeles. Esencia: Vivificación.

Fecha de regencia: del 5 al 9 de febrero. Exactamente de 15º a 20º de Acuario

Virtudes y Defectos:

+Éxito en trabajos de imprenta y librería. Sabios, oradores, autores, profesores.

−Falsos sabios, controversias, disputas literarias, críticas. Fuerzas del mal.

65 DAMABIAH: Dios fuente de sabiduría. Jerarquía: Ángeles. Esencia: Fuente de Sabiduría.

Fecha de regencia: del 10 al 14 de febrero. Exactamente de 20º a 25º de Acuario.

Virtudes y Defectos:

+Sabiduría y éxito en empresas. Comercio relacionado con el mar. Fortuna.

−Sortilegio. Tempestades tanto físicas como morales. Naufragios.

66 MANAKEL: Dios que asiste y mantiene todas las cosas. Jerarquía: Ángeles. Esencia: Conocimiento del Bien y del Mal.

Fecha de regencia: del 15 al 19 de febrero. Exactamente de 25º a 30º de Acuario.

Virtudes y Defectos:

+ Discernimiento para conocer el bien y el mal. Bellas cualidades de cuerpo y alma.

− Maldad, perversión. Mala salud física y psíquica. Inmoralidad.

ASTROLOGÍA

ALEGORÍA

«A ti, ACUARIO, te doy la visión del futuro, para que el hombre pueda ver nuevas posibilidades. Padecerás el dolor de la soledad porque no te permito personalizar Mi Amor. Pero, para que endereces la mirada del hombre hacia nuevos horizontes, te doy el don de LA LIBERTAD, a fin de que en ella puedas seguir sirviendo a la Humanidad allá donde sea menester».

Y Acuario volvió a su lugar.

CARÁCTER

Los Acuario interiorizan el contenido mental, lo cual crea genios, científicos, personas que aplican la razón y la lógica a todos sus actos. Suelen ser altruistas progresistas, originales, independientes. Deben superar la rebeldía contra lo establecido, las ideas subversivas, la insociabilidad.

Está representado por un hombre que vierte el contenido de un jarrón sobre la Tierra, conocido como el aguador. Ya hemos visto que este Agua no es terrestre, sino celeste, y que se destina a apagar más bien la sed del alma. Es el Agua del conocimiento y las experiencias que este signo necesita llenar para depositarla en la Tierra, es decir, para beneficio de la Humanidad. En este sentido, Acuario será aquel que, mediante sus actos y comportamiento, trae a los hombres el alimento espiritual que necesitan para apagar la sed de conocimiento que demandan sus almas.

CUALIDADES A DESARROLLAR

Amistad, independencia, libertad, intelectualidad, altruismo, Fraternidad Universal, tolerancia, lógica, razón, ciencia, Humanidad.

DEFECTOS A SUPERAR

Insociabilidad, ideas subversivas, obstinación, excentricidad, radicalismo, intolerancia, rebeldía, frialdad, timidez.

FLORES DE BACH

BEECH, desarrolla una comprensión e indulgencia hacia los demás, viendo su parte más benévola.

CERATO, le concede más seguridad interna, confiando en su Ser interior, antes que en los demás.

CHERRY PLUM, evita los estallidos descontrolados quizá por un exceso de control, en condiciones normales.

CLEMATIS, evita la desconexión emocional y puede entregarse y relacionarse con los demás sin perderse en idealismos.

LARCH, evitan ser presa de una cierta inseguridad y falta de autoestima que deriva en sintomatología psicosomática. Aporta confianza, seguridad y tranquilidad.

PINE, les devuelve la confianza en la vida y evita una culpa excesiva por circunstancias insignificantes, muchas veces. Desarrolla el merecimiento y el disfrute de los buenos momentos.

WATER VIOLET, le relaciona con distintas personas más fácilmente, mejorando la comunicación con los demás, evitando distanciarse y ausentarse de los compromisos sociales.

PISCIS

ÁNGELES

67 EIAEL: Dios, encanto de los niños y los hombres. Jerarquía: Ángeles. Esencia: Transubstanciación.

Fecha de regencia: del 20 al 24 de febrero. Exactamente de 0º a 5º de Piscis.

Virtudes y Defectos:

+ Sabiduría, descubrimiento de la Verdad. Ciencias ocultas, física, filosofía.

− Adversidad, sistemas erróneos. Equivocaciones, prejuicios.

68 HABUIAH: Dios que ofrece con magnificencia. Jerarquía: Ángeles. Esencia: Curación.

Fecha de regencia: del 25 de febrero al 1 de marzo. Exactamente de 5º a 10º de Piscis.

Virtudes y Defectos:

+Salud, fecundidad, cosechas abundantes. Amor por el campo, agricultura, jardinería.

−Esterilidad, enfermedades y plagas del campo. Hambrunas.

69 ROCHEL: Dios que todo lo ve. Jerarquía: Ángeles. Esencia: Restitución.

Fecha de regencia: del 2 al 6 de marzo. Exactamente de 10º a 15º de Piscis.

Virtudes y Defectos:

+Renombre, fortuna, legados y donaciones. Buen magistrado, notario, abogado o juez.

−Jueces y abogados sin escrúpulos que defienden lo injusto, causando la ruina.

70 JABAMIAH: Verbo que produce todas las cosas. Jerarquía: Ángeles. Esencia: Alquimia, Transmutación.

Fecha de regencia: del 7 al 11 de marzo. Exactamente de 15º a 20º de Piscis.

Virtudes y Defectos:

+ Fecundidad, regeneración, purificación. Poderes paranormales, filosofía.

− Proclamación de doctrinas erróneas, ateísmo. Búsqueda del oro físico, solamente.

71 HAIAIEL: Dios dueño del universo. Jerarquía: Ángeles. Esencia: Discernimiento y Protección.

Fecha de regencia: del 12 al 16 de marzo. Exactamente de 20º a 25º de Piscis.

Virtudes y Defectos:

+ Victoria, paz, energía. Valor, talento, discernimiento. Liberación de oprimidos.

− Discordia, tendencias a la traición. Maldad, opresión. Decisiones erróneas.

72 MUMIAH: Omega, fin de todas las cosas. Jerarquía: Ángeles. Esencia: Renacer.

Fecha de regencia: del 17 al 21 de marzo. Exactamente de 25º a 30º de Piscis.

Virtudes y Defectos:

+ Medicina, física y química. Larga vida y buena salud. Ayuda a los pobres con entusiasmo.

- Desesperación. Tendencias autodestructivas, suicidas. Ideas negativas, desespero.

ASTROLOGÍA

ALEGORÍA

«A ti, PISCIS, te doy la tarea más difícil. Te pido que recojas toda la pena del hombre y que me la devuelvas. Tus lágrimas serán, finalmente, mis lágrimas. Las penas que absorberás serán el producto de la mala comprensión de Mi Idea por parte de los hombres, pero tienes que mostrarles compasión para que vuelvan a intentarlo. Para ésta, la más difícil de todas las tareas, te doy el más grande de los dones. Serás el único de mis doce hijos que Me conocerá y comprenderá. Pero este don de LA COMPRENSION, Piscis, es para ti, porque cuando intentes difundirlo, el hombre no te escuchará».

Y Piscis volvió a su lugar.

CARÁCTER

Piscis es el tercero de los signos de Agua, elemento relacionado con los sentimientos. Simboliza el agua del mar, donde van a parar el agua de la lluvia, del manantial (Cáncer) y el agua de los ríos (Escorpio). En este signo, pues, es donde se exterioriza el sentimiento. Por eso los Piscis suelen tener un carácter cariñoso y cercano. En otras épocas, los hombres Piscis sufrían las consecuencias de no poder expresarse sentimentalmente, ya que estaba mal visto por una sociedad demasiado machista que no dudaba en tachar de «nenaza» a los hombres que se expresaban sentimentalmente o lloraban cuando sentían alguna pena. Hoy, gracias a Dios, esto ha quedado como cosa del pasado y el que un hombre exprese sus sentimientos está mejor visto y, a veces, hasta se prefiere un hombre sensible a uno más duro y que esconda lo que siente.

CUALIDADES A DESARROLLAR

Misticismo, abnegación, renunciamiento, piedad, compasión, emoción, sacrificio, intuición, amor por la música, talento artístico.

DEFECTOS A SUPERAR

Timidez, pesimismo, mediumnidad negativa, tendencia a la bebida o drogas, infidelidad, represión emocional, charlatán, melancolía, indolencia, insensibilidad.

FLORES DE BACH

ASPEN, acepta con seguridad las intuiciones y conexiones con los mundos invisibles que tanto le pueden ayudar.

CENTAURY, aporta la seguridad en sí mismos frente a los demás, ayudando a relacionarse en la misma medida.

CLEMATIS, sale de su mundo interno de pura ilusión y pone los pies en la tierra, sintiendo una gran protección.

HONEYSUCKLE, integra el pasado en el presente, enriqueciéndose de las experiencias que aportan el conocimiento para crear un mejor futuro.

MUSTARD, le despeja el camino de los negros nubarrones que le acechan tan repentinamente.

WALNUT, pone límites y se desliga de la inercia a perderse en los demás

WILD ROSE, evita esa indiferencia y falta de ilusión con la vida. Devuelve la espontaneidad.

WILLOW, le ayuda a tomar la vida con más sentido del humor y ver el lado más alegre, sobrepasando las etapas de resentimiento y fastidio con todo y con todos.

BIBLIOGRAFÍA

— Bach, Edward: *Flores de curan;* Ed. Creación.

— Kabaleb y Soleika Llop: *Los Ángeles al alcance de todos, plegarias y exhortos de los 72 genios de la Cábala;* Ed. E.T.U.

— Kabaleb : *Los dioses internos;* Ed. E.T.U.

— Kabal, Leo: *Ángeles protectores*; Ed. Creación
Ángeles, las fuerzas ocultas del Universo; Ed. Creación.
La esencia de los 12 signos del Zodiaco; Ed. Creación.

— Lenain: *La Ciencia Cabalística*; Ed. Humanitas.

— Lozano, Purificación: *Un recetario de Flores de Bach*; Ed. Creación.
Remedios florales para la culpa; Ed. Creación
Respuestas angélicas; Ed. Creción.

OTROS TÍTULOS
PUBLICADOS POR ESTA EDITORIAL

ÁNGELES PROTECTORES

Leo Kabal

Descubre a tu ángel guardián y benefíciate de sus virtudes.

Un libro para alcanzar el amor, la salud y la prosperidad a través de los 72 ángeles protectores de la Cábala

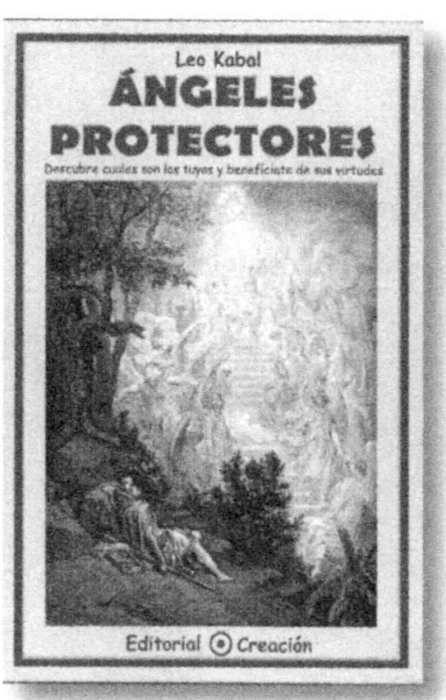

ÁNGELES, LAS FUERZAS OCULTAS DEL UNIVERSO

Leo Kabal

Un estudio completo sobre la importancia de los ángeles en el Universo y en nuestra vida cotidiana.

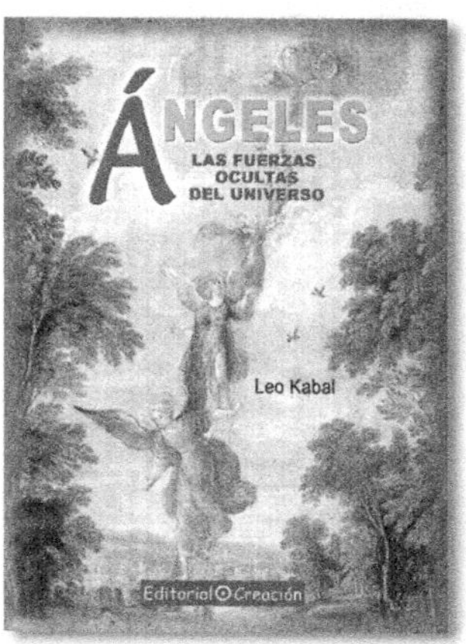

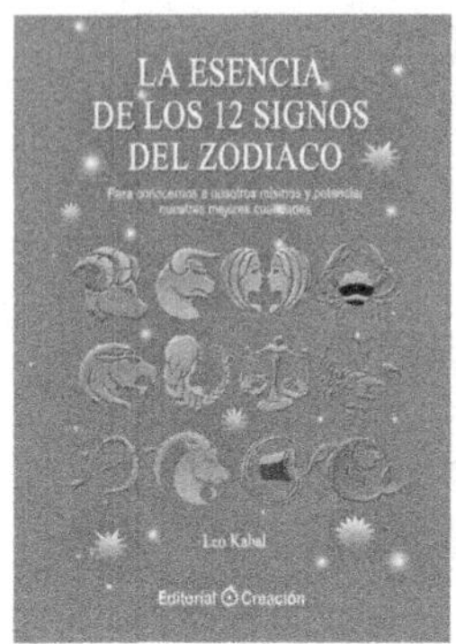

LA ESENCIA DE LOS DOCE SIGNOS DEL ZODIACO

Un libro esencial para conocernos a nosotros mismos mediante un estudio completo de cada signo del Zodiaco.

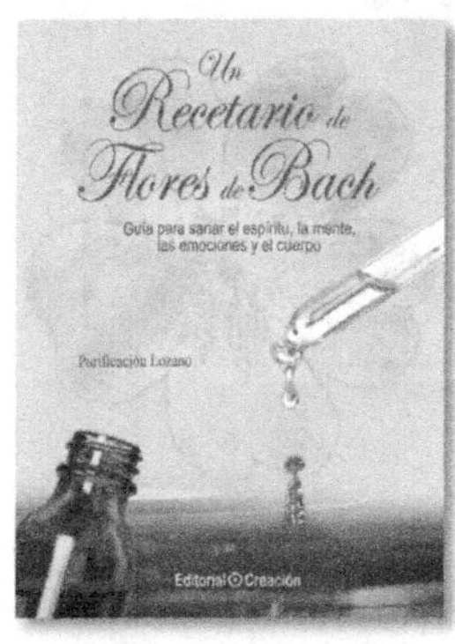

UN RECETARIO DE FLORES DE BACH

Un recetario imprescindible para cualquier terapeuta floral y para todas aquellas personas que se preocupan por la salud en general, pues encontrarán en él un material valiosísimo, fruto de largos años de experiencia e investigación por parte de la autora.

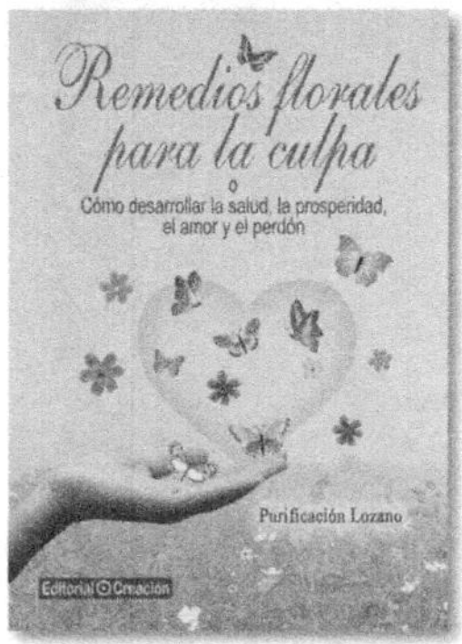

REMEDIOS FLORALES PARA LA CULPA

La culpa, autodestructiva y sumamente desapercibida, va minando las bases de nuestra vida y de nuestra felicidad. Este libro aporta un rayo de luz ante tanta oscuridad y da las pautas y claves para recuperar lo que siempre ha sido nuestro: la salud, la prosperidad y el amor.

EDWARD BACH Y DEEPAK
CHOPRA UNIDOS

Una estrecha relación entre los 7
Grupos de Flores de Bach y las 7
Leyes Espirituales del Éxito que con-
ducirá al lector a una armonía entre
cuerpo, mente y espíritu.

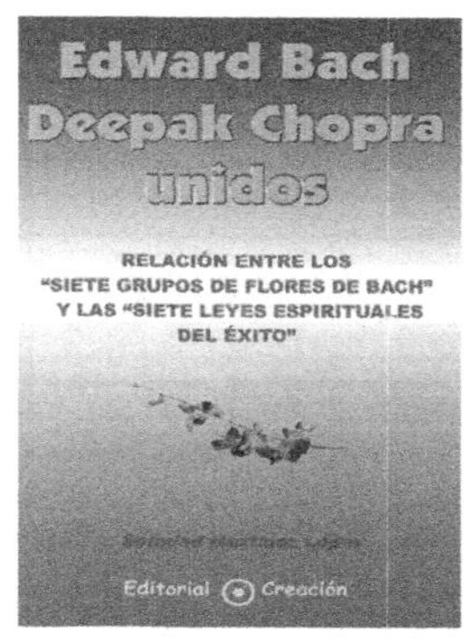

JESÚS Y CRISTO, HISTORIA
OCULTA DE UNA MISIÓN DIVINA

¿Quién es Jesús?, ¿quién es Cristo?,
¿cuál fue su Misión?, ¿está cerca
Su segunda venida? ¿En que punto
evolutivo se encuentra la Humanidad
actualmente? ¿Por qué se produjo la
caída terrenal y que consecuencias
tuvo para el ser humano?
Todas estas preguntas, y muchas
más, son contestadas con claridad
en este libro revelador.

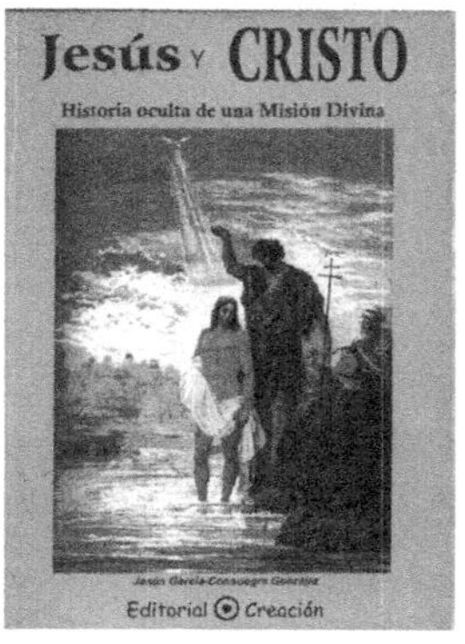

RESPUESTAS ANGÉLICAS

Este libro nos ayudará a obtener respuesta a cualquier pregunta a través
del programa de los 72 ángeles de
la Cábala.

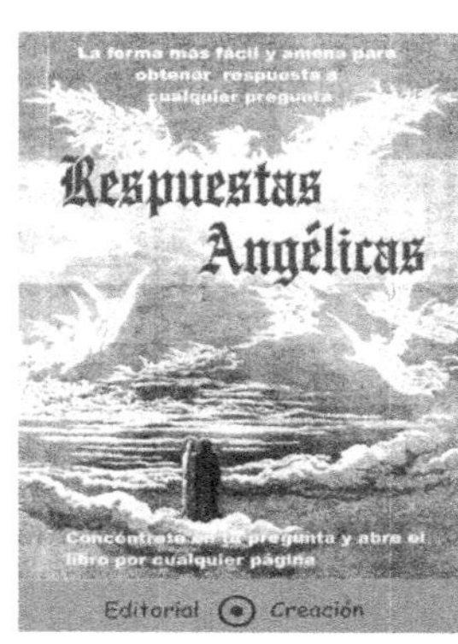

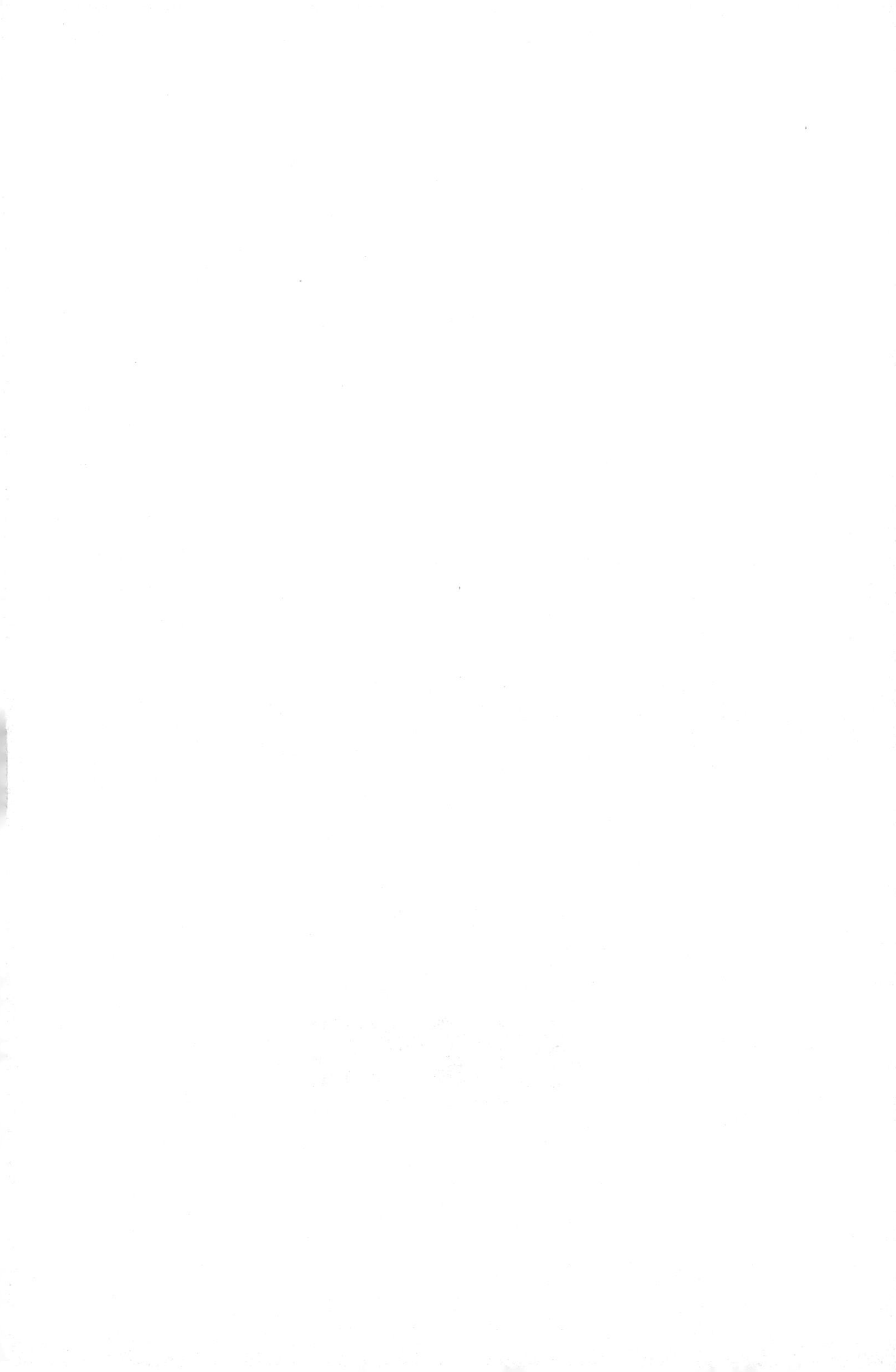